89 Recetas de Jugos y Comidas Para El Cáncer de Próstata:

Combata El Cáncer, Incremente Su Energía y Siéntase Saludable Nuevamente

Por

Joe Correa CSN

DERECHOS DE AUTOR

RECONOCIMIENTOS

Este libro está dedicado a mis amigos y familiares que han tenido una leve o grave enfermedad, para que puedan encontrar una solución y hacer los cambios necesarios en su vida.

89 Recetas de Jugos y Comidas Para El Cáncer de Próstata:

Combata El Cáncer, Incremente Su Energía y Siéntase Saludable Nuevamente

Por

Joe Correa CSN

CONTENIDOS

ACERCA DEL AUTOR

Luego de años de investigación, honestamente creo en los efectos positivos que una nutrición apropiada puede tener en el cuerpo y la mente. Mi conocimiento y experiencia me han ayudado a vivir más saludablemente a lo largo de los años y los cuales he compartido con familia y amigos. Cuanto más sepa acerca de comer y beber saludable, más pronto querrá cambiar su vida y sus hábitos alimenticios.

La nutrición es una parte clave en el proceso de estar saludable y vivir más, así que empiece ahora. El primer paso es el más importante y el más significativo.

INTRODUCCIÓN

89 Recetas de Jugos y Comidas Para El Cáncer de Próstata: Combata El Cáncer, Incremente Su Energía y Siéntase Saludable Nuevamente

Por Joe Correa CSN

Prevenir el cáncer de próstata requiere desarrollar un estilo de vida que incluya una dieta saludable y ejercicio físico. Ser consciente de su ingesta de comida es el primer paso a una vida más saludable. Para ello, debe conocer las cualidades y propiedades de las comidas que ingiere, como así también la mejor forma de cocinarlas para maximizar los resultados positivos. El propósito de este libro es darle formas nuevas y mejores de nutrir su cuerpo con alimentos no procesados, y en el proceso, cambiar sus hábitos de comida por unos más prometedores.

Comer saludable puede ser delicioso si sabe qué comidas combinar y cómo hacerlo. Comer inteligente cambiará drásticamente la forma en que su cuerpo es capaz de usar las vitaminas y minerales que le provee, para mejorar su sistema inmune y prevenir cualquier enfermedad. Agregue estas recetas a su día a día para prevenir y combatir el cáncer de próstata.

Estas recetas de jugos y comidas son efectivas para fortalecer su sistema inmune que le ayudara a prevenir y tratar el cáncer de próstata.

89 RECETAS DE JUGOS Y COMIDAS PARA EL CÁNCER DE PRÓSTATA: COMBATA EL CÁNCER, INCREMENTE SU ENERGÍA Y SIÉNTASE SALUDABLE NUEVAMENTE

COMIDAS

1.   CABALLA AL JENGIBRE CON ENSALDA DE PEPINO

Este gran plato trae el sabor delicioso de la combinación de jengibre y pepino. El jengibre es un poderos antiinflamatorio y antioxidante que actúa reduciendo la capacidad de crecimiento de los tumores. Por otro lado, el pepino tiene lignanos que han sido probados en reducir el riesgo de cáncer de útero y próstata.

Ingredientes:

- 2 Filetes de caballa
- 1 Cebolla, trozada
- 1 Pimiento rojo, trozado
- 1 jugo de limón
- Jengibre fresco, rallado

- 1 diente de ajo, molido

- 3 cucharadas miel, separadas 1-2

- 1 pepino

- 2 cucharadas wakame seco (alga marina)

- 4 cucharadas de vinagre de arroz

- 1 cucharadita Aceite de sésamo

- 1 cucharada Semillas de sésamo

- Sal y pimienta a gusto

Instrucciones:

✓ Frotar el pescado con sal y pimienta

✓ Preparar la marinada mezclando jugo de limón, jengibre y 1 cucharada de miel. Verter sobre el pescado y dejar reposar por 30 minutos

✓ Cortar el pepino en rebanadas finas y rociar con sal. Dejar reposar por 10 minutos

✓ Rehidratar el wakame remojándolo en agua como lo indica el paquete

✓ Preparar el aderezo mezclando vinagre de arroz, aceite de sésamo y miel restante

✓ Mientras tanto, calentar el grill y poner los filetes de pescado con la piel hacia arriba en una fuente. Grillar por 5 minutos de cada lado

- ✓ Lavar el pepino y quitar la sal
- ✓ Mezclar el pepino y wakame juntos y rociar con semillas de sésamo
- ✓ Servir el pescado con la ensalada de pepino, y añadir el aderezo encima.

2.   PIMIENTOS RELLENOS

Con este plato usted disfrutará los beneficios de los pimientos orgánicos, cúrcuma, ajo, cebollas y tomates, todos repletos de vitaminas y componentes que impulsan a su sistema y protegen su cuerpo. Por ejemplo, la cúrcuma estimula la apoptosis en el cáncer y reduce el crecimiento de tumores. Los tomates son una gran fuente de licopeno, que también ayuda a prevenir el crecimiento celular del cáncer de próstata.

Ingredientes:

- 2 a 3 Pimientos de colores
- 1 taza Arroz negro
- 1 cucharadita Comino
- ½ cucharaditas Cúrcuma
- 3 tazas de agua
- Media berenjena, trozada
- 1 Calabacín, trozada
- 1 Cebolla morada, en cubos
- 1 diente de ajo, aplastado
- 1 taza Salsa de tomate natural
- 3 cucharadas de aceite de oliva

- Sal y pimienta a gusto

Instrucciones:

✓ Precalentar el horno a 380°F

✓ Preparar los pimientos: cortar longitudinalmente y remover las semillas. Frotarlos por dentro y fuera con sal y pimienta

✓ En una sartén, hervir el agua, arroz, comino, cúrcuma y una pizca de sal, por unos 12 a 15 minutos

✓ Lavar, pelar y cortar el berenjena, calabacín y cebollas en cubos

✓ En una sartén aceitada, freír los vegetales hasta que ablanden

✓ Cuando esté listo el arroz, añadirlo a los vegetales, revolviendo

✓ Añadir la salsa de tomate y mezclar bien

✓ Rellenar los pimientos rojos, cubrirlos con papel aluminio y hornear por 20 minutos.

✓ Remover el papel aluminio y cocinar 3 a 5 minutos más.

3.   ENSALADA DE FRAMBUESAS

Esta refrescante ensalada pretende cuidar de su salud, usando los beneficios de las frambuesas, las cuales contienen ácido elágico, polifenol y otros componentes que promueven la eliminación de substancias cancerígenas e inhiben la angiogénesis.

Ingredientes:

- 4 tazas Lechuga romana, rebanada
- 2 tazas Berro
- 2 tazas Achicoria
- 2 tazas Frambuesas
- ¼ taza Almendras, trozadas
- 6 cucharadas Jugo de granada natural
- 3 cucharadas de aceite de oliva
- 3 cucharadas de vinagre de manzana
- 2 cucharadas Miel
- Sal y pimienta a gusto

Instrucciones:

✓ Preparar la vinagreta mezclando el jugo de granada, aceite de oliva, vinagre de manzana, miel, sal y pimienta. Dejar a un lado

✓ Lavar y colar la lechuga, berro y achicoria. Trozar

✓ En un bowl grande, poner la mezcla de verdes y añadir la vinagreta. Revolver hasta que esté bien combinado

✓ Rociar con almendras y servir.

4.   IMPULSADOR FRUTAL DE MAÑANA

El desayuno es la comida más importante del día. Esta comida le proveerá la energía para comenzar el día lleno de energía mientras limpia su cuerpo y revitaliza su salud. Las propiedades increíbles en estos ingredientes han mostrado un desarrollo lento y prevención de cáncer en colon, hígado, mama y próstata.

Ingredientes:

- 1 Banana madura, aplastado

- 1 taza Trigo integral

- ¾ taza Leche de almendra

- 1 huevo, levemente batido

- 1 cucharadita Polvo de hornear

- 1 cucharadita Bicarbonato de sodio

- 1 cucharadita Sal

- 2 cucharaditas Vainilla

- ¼ taza Nueces, trozada

- Jalea preferida, frutas frescas o jarabe de arce.

- 1 taza agua caliente

- 2 cucharaditas Té verde

- 1 cucharadita Jengibre, molido

- Jugo de medio limón

- Miel a gusto

Instrucciones:

Para el té:

✓ Poner el té y jengibre en el agua caliente y dejar reposar mientras hace los panqueques;

✓ Luego añadir jugo de limón y miel.

Para los panqueques:

✓ Mezclar la leche de almendra, huevo, banana, trigo, polvo de hornear, bicarbonato de sodio, sal y vainilla

✓ Cubrir una sartén con spray y calentar a fuego medio

✓ Verter ¼ taza de la mezcla y rociar con nueces. Cocinar 1 minuto de cada lado

✓ Servir con jalea, frutas frescas o jarabe de arce.

5.   FOCACCIA DE TOMATES SECOS

Esta es una opción de comida saludable y un gusto sabroso. Continúe disfrutando los beneficios del tomate, esta vez con trigo integral, que es una gran fuente de fibra. La fibra dietaria está relacionada con un riesgo disminuido de algunos tipos de cáncer, como el de próstata, colon y recto.

Ingredientes:

- ¾ agua tibia
- 2 cucharaditas levadura activa seca
- 1 cucharada miel
- 4 cucharadas de aceite de oliva, dividido
- 1 ½ tazas trigo integral
- 1 cucharadita sal Kosher
- 1 diente de ajo, molido
- ½ taza tomates secos, trozada
- 1 cucharadita orégano seco

Instrucciones:

- ✓ Preparar una fuente de hornear con spray

- ✓ En un bowl, combinar agua, levadura y miel, y dejar reposar por 2 a 3 minutos
- ✓ Agregar la harina, ajo y aceite, y amasar por 5 minutos
- ✓ Esparcir la masa en la fuente y dejar leudar por 30 minutos
- ✓ Precalentar el horno a 375°F
- ✓ Rociar sal Kosher, tomates secos y orégano sobre la masa y aplastar levemente. Añadir un poco de aceite de oliva y hornear por 10 minutos.

6. ENSALADA DE REPOLLO DIVERTIDA

El repollo morado es rico en flavonoides que previenen el crecimiento de células pre-cancerígenas que pueden llevar a cáncer de próstata, colon y rectal. Además, las zanahorias están llenas de beta-carotenos, que son conocidos por prevenir una gran variedad de cánceres, incluyendo el de próstata.

Ingredientes:

- 2 cucharadas de vinagre de manzana
- 1 cucharadita miel
- 1 cucharadita Mostaza de Dijon
- 1 cucharadita semillas de amapola
- 1 cucharadita aceite de oliva
- Sal y pimienta a gusto
- 1 taza repollo verde, finamente rebanado
- 1 taza repollo morado, finamente rebanado
- ½ taza zanahorias, ralladas
- ¼ taza nueces brasileras, trozadas

Instrucciones:

✓ Para la vinagreta, combinar el vinagre, miel, mostaza, semillas de amapola, aceite de oliva, sal y pimienta

✓ Preparar los vegetales como se describe

✓ Verter la vinagreta sobre los vegetales y combinar.

✓ Rociar con nueces brasileras y servir.

7. CHILE SALUDABLE

Este chile está repleto de ingredientes llenos de nutrientes: cúrcuma, cebollas, zanahorias, pimientos, ajo, frijoles y tomates. Todo en este plato delicioso está diseñado para mejorar su salud. Incluso la cosa más simple, como el ajo, tiene beneficios sorprendentes con muchos efectos anti cancerígenos. Estos componentes órgano-sulfúricos como la alicina y alinina desencadenan la muerte de células de cáncer de próstata.

Ingredientes:

- 1 cucharada aceite
- Media cebolla trozada
- 2 hojas de laurel
- 1 cucharadita comino
- ½ cucharaditas cúrcuma
- 2 tallos de apio, trozados
- 1 zanahoria pelada y trozada
- 2 pimientos, trozados
- 1 ají picante, trozado
- 2 dientes de ajo, molidos
- 1 taza frijoles, cocidos y colados

- 1 taza frijoles negros, cocidos y colados

- 2 tomates, cocidos, pelados y trozados

- 1 taza granos de maíz

- 2 cucharadas polvo de chile

- Sal a gusto

- Pimienta negra recién molida

Instrucciones:

✓ Preparar los ingredientes como se describe

✓ Calentar el aceite en una cacerola y añadir las cebollas, hojas de laurel, comino, cúrcuma y sal

✓ Añadir el apio, pimientos y ajo, y hervir por 5 minutos

✓ Mezclar los tomates, polvo de chile, pimienta negra y los frijoles, y hervir por 20 minutos.

✓ Agregar el maíz y combinar. Cocinar por 5 minutos más.

✓ Servir caliente.

8.   BRÓCOLI PODEROSO

Entre los crucíferos, el brócoli es bien conocido por prevenir células pre-cancerígenas de desarrollarse en tumores malignos. Estudios científicos demostraron que crea una defensa fuerte contra los cánceres de pulmón, próstata, mama, estómago, hígado y ovarios.

Ingredientes:

- Aceite de oliva
- 2 dientes de ajo, molido y divididos
- 1 cucharada jengibre, molido
- 4 tazas Floretes de brócoli
- 1 Cebolla
- 2 cucharadas miel
- 1 cucharada vinagre de manzana
- Sal Kosher a gusto
- Pimienta negra recién molida a gusto

Instrucciones:

✓ Precalentar el horno a 400°F, y cubrir una fuente con aceite de oliva

✓ Combinar el ajo, floretes de brócoli y sal. Esparcir en la fuente y hornear por 5 minutos

✓ Mientras tanto, calentar una sartén a fuego medio con aceite de oliva y saltear las cebollas con una pizca de sal, hasta que estén casi cocidas

✓ Agregar el ajo y jengibre, y revolver

✓ Añadir la miel y vinagre, y reducir el fuego

✓ Cuando esté listo, incorporar el brócoli y revolver todo junto

✓ Servir y disfrutar.

9.   LASAÑA VEGETARIANA

Esta lasaña vegetariana es el reemplazo perfecto para la pasta procesada, y también provee los beneficios de los champiñones, los cuales contienen polisacáridos y lentininas, componentes anti cancerígenos.

Ingredientes:

- 1 cucharada aceite de oliva
- 2 dientes de ajo, molido
- 2 tazas champiñones
- 2 tazas espinaca bebé
- 1 taza salsa de tomate natural
- 2 a 3 calabacín, finamente rebanado
- Sal y pimienta a gusto

Instrucciones:

✓ Precalentar el horno a 375°F;

✓ Calentar el aceite en una sartén y agregar el ajo, champiñones, sal y pimienta. Cocinar unos minutos

✓ Incorporar la espinaca bebé y la salsa de tomate. Cocinar por 3 a 4 minutos

✓ En una fuente de hornear, poner un poco de salsa, y luego acomodad las rebanadas de calabacín encima. Repetir hasta utilizar todos los ingredientes;

✓ Hornear por 20 minutos

✓ Dejar reposar unos minutos y servir.

10.   ENSALADA DE PAPAYA SABROSA

Esta ensalada exótica enfatiza los beneficios de la papaya, una fuente rica de vitamina C y ácido fólico. Esta fruta ha sido probada de disminuir la absorción de nitrosaminas causantes de cáncer de las comidas procesadas, y prevenir ciertos cánceres, como el de ovario y próstata.

Ingredientes:

- 1 diente de ajo, molido
- Sal Kosher a gusto
- 2 cucharadas De vinagre de vino
- 2 cucharadas miel
- 2 cucharaditas salsa sriracha
- 1 papaya firme, sin semillas y en cubos
- 1 cebolla morada, rebanada
- 1 cucharadita pimentón dulce
- Pimienta negra recién molida a gusto

Instrucciones:

✓ Mezclar la papaya y las cebollas

✓ En un bowl mediano, combinar el ajo, sal, vinagre, miel, salsa sriracha, pimentón dulce y pimienta molida;

✓ Verter la mezcla en las papayas y cebollas y revolver para combinar.

✓ Servir y disfrutar.

11.   CURRY VEGETARIANO

Prepárese para ser mimado con este curry vegetariano. Absorberá todas las vitaminas que necesita para combatir el cáncer. Le proveerá con muchos lignanos, flavonoides, beta-carotenos, licopeno y otros componentes que prometen llevar su salud a otro nivel, y prevenir una gran variedad de enfermedades.

Ingredientes:

- Media cebolla, trozada
- 2 dientes de ajo, aplastados
- 1 cucharada jengibre, rallado
- ¼ tomates secos, trozados
- 1 cucharada aceite de oliva
- 1 cucharadita comino
- ½ cucharaditas cúrcuma
- ½ cucharaditas cilantro
- 2 cucharadas lentejas
- 3 cucharadas de leche de coco
- 1 cucharada linaza molida
- ½ taza garbanzos, cocidos y colados

- ½ taza calabaza en puré

- Sal y pimienta a gusto

- Cilantro fresco para servir

Instrucciones:

✓ Mezclar la cebolla, ajo, jengibre, calabaza y tomates hasta hacer un puré.

✓ Calentar aceite en una sartén, y añadir comino, cúrcuma y cilantro. Incorporar la mezcla de puré y dejar hervir;

✓ Bajar el fuego, añadir las lentejas y leche de coco, y hervir por 5 minutos;

✓ Añadir los garbanzos y linaza y cocinar por 3 a 5 minutos más;

✓ Servir con cilantro fresco encima.

12.   SOPA ATREVIDA

Esta sopa atrevida representa una nueva forma de degustar y aprovechar las cualidades de calabaza y manzanas. Por un lado, las calabazas son ricas en carotenoides, licopeno y luteína, que incrementan el crecimiento de células inmunes y su capacidad de atacar células tumorales; por otro lado, las manzanas son una gran fuente de antioxidantes y flavonoides.

Ingredientes:

- 3 tazas calabaza en puré
- 2 manzanas rojas grandes
- 2 cucharadas de aceite de oliva
- 2 tazas caldo de pollo
- ½ cucharaditas canela
- Sal y pimienta a gusto
- ¼ nueces brasileras, trozadas, para servir

Instrucciones:

✓ En una sartén, calentar aceite y freír las manzanas con canela, hasta que comiencen a caramelizar;

✓ Incorporar el puré de calabaza, luego el caldo de pollo, sal y pimienta. Cocinar por 7 minutos;

✓ Dejar reposar por unos minutos y procesar todo junto;

✓ Calentar nuevamente si es necesario;

✓ Servir acompañado con nueces brasileras encima.

13.   HELADO DE TÉ VERDE Y PALTA

Este helado está repleto de vitaminas, comenzando con una base de palta que es rica en antioxidantes, ayudando a su sistema a atacar los radicales libres. Esta forma innovadora de comer palta, mezclándola con macha (un polvo de té verde japonés), es definitivamente una mejorada forma de disfrutar el helado.

Ingredientes:

- 2 paltas, peladas y congeladas
- ½ taza leche de almendra
- ½ taza leche de coco
- 2 cucharadas polvo de matcha
- ¼ taza dátiles, trozados
- Pizca de cardamomo molido

Instrucciones:

- ✓ Mezclar la leche de almendra, leche de coco, dátiles, cardamomo y marcha. Añadir 1 a 2 cucharadas de miel si lo desea;
- ✓ Incorporar gradualmente la palta hasta obtener una mezcla cremosa;

✓ Servir inmediatamente o frezar por la noche.

14.   MADGALENAS DE MATCHA DELICIOSAS

Hemos hablado de los beneficios del té verde, y la matcha es una forma increíble de polvo de té verde. Para disfrutar de sus beneficios, usémosla en platos para crear postres saludables como este. Este polvo de té verde japonés es la fuente más rica de polifenoles y catequinas, que se conocen por inhibir la metástasis. También, los chips de chocolate negro traen un buen sabor mientras proveen una gran fuente de antioxidantes.

Ingredientes:

- 2/3 leche de almendra
- 2 cucharadas de vinagre de sidra
- 1 cucharada linaza molida
- 3 cucharadas de aceite de canola
- 1/3 miel
- Media banana, aplastada
- 1 ½ harina de trigo integral
- 2 cucharaditas polvo de hornear
- ½ cucharaditas sal
- 2 cucharadas polvo de matcha
- Chips de chocolate negro *>70% cacao

Instrucciones:

- ✓ Precalentar el horno a 375°F y preparar una fuente de madalenas;
- ✓ Combinar la leche de almendra, vinagre y linaza, y dejar reposar por 5 minutos;
- ✓ Mezclar el aceite, miel y banana;
- ✓ En un bowl grande, combinar la harina, polvo de hornear, sal y polvo de matcha;
- ✓ Verter la mezcla líquida en la harina y mezclar hasta que esté casi combinado;
- ✓ Agregar los chips de chocolate y revolver gentilmente;
- ✓ Rellenar ¾ de cada molde de magdalena y hornear por 15 a 18 minutos.

15. CHAMPIÑONES RELLENOS DE VERDES

En este plato combinamos las propiedades poderosas de los champiñones, ajo, espinaca, pimientos y cebolla, pero también incorporamos algas de mar, que contienen moléculas que ralentizan el crecimiento de cáncer en el pecho, colon y próstata.

Ingredientes:

- 2 Casquillos de champiñones Portobello grandes
- 2 cucharadas de aceite de oliva, dividido
- 1 diente de ajo
- 1 taza espinaca bebé
- 1 taza pimiento verde, en cubos
- 1 cebolla pequeña, en cubos
- ½ wakame seco
- 1 a 2 cucharadas salsa de ostras
- Sal y pimienta a gusto
- Semillas de sésamo para servir

Instrucciones:

✓ Precalentar el horno a 400°F, y engrasar una fuente;

✓ Rehidratar el wakame como indica el paquete;

✓ En una sartén grande, calentar el aceite y freír el pimiento y cebollas hasta que ablanden;

✓ Agregar la espinaca y ajo, saltear por 1 minuto, y añadir la salsa de ostras, sal y pimienta. Cocinar por 3-4 minutos más;

✓ Remover y añadir el wakame lavado.

✓ Servir con semillas de sésamo encima.

16. CAMARÓN SALTEADO Y BAYAS DE TRIGO

Además de todos los beneficios bien conocidos que provee el brócoli, ajo, cebolla, cebolletas y endibias, esta receta incluye bayas de trigo, que contienen germen de trigo, tiamina, folato, zinc y otros componentes que aseguran una dieta balanceada para prevenir de cualquier enfermedad.

Ingredientes:

- 1 taza bayas de trigo
- 4 cucharadas de agua
- 2 cucharadas miel
- 2 cucharadas de vinagre de arroz
- 2 dientes de ajo, molidos
- 2 tazas floretes de brócoli
- 1 cebolla morada, rebanada
- 1 cebolletas, rebanadas
- 1 Endibia belga, rebanada
- 2 tazas camarones crudos
- 2 cucharadas de aceite de oliva
- Sal y pimienta a gusto

Instrucciones:

- ✓ Cocinar las bayas de trigo como lo indica el paquete. Colar y dejar enfriar;
- ✓ Mientras tanto, batir el agua, miel, vinagre y ajo;
- ✓ Calentar una sartén aceitada y saltear las bayas de trigo a fuego alto, revolviendo constantemente hasta que estén crujientes. Dejar en un bowl;
- ✓ En la misma sartén, saltear el brócoli por unos minutos, agregar las cebollas y endibias, sal y pimienta, y cocinar otros 5 minutos;
- ✓ Incorporar los camarones y cocinar, agregar la mezcla húmeda y revolver 2 minutos;
- ✓ Agregar las bayas y mezclar hasta que todo esté combinado;
- ✓ Servir con cebolletas encima.

17.   ENSALADA DE QUÍNOA MIXTA

Esta comida tiene muchos fitoquímicos, licopeno, lignanos y alicina, que no solo previenen enfermedades, sino que ayudan a combatir cualquier célula cancerígena, inhibiéndolas de esparcirse alrededor en el cuerpo. Este plato también usa quínoa, que provee una gran cantidad de fibra soluble.

Ingredientes:

- ¾ taza quínoa sin cocinar
- 1 taza caldo de pollo natural
- ½ taza tomates secos, trozados
- 1 diente de ajo, aplastado
- 2 tazas col rizada
- 2 tazas repollo morado
- 1 palta, pelada, sin carozo y trozada
- 1 cucharada aceite de oliva
- 1 cucharada vinagre balsámico
- 3 cucharadas nueces brasileras, trozada
- Sal y pimienta a gusto

Instrucciones:

✓ Hervir el caldo y agregar la quínoa, sal y pimienta. Cocinar por 10 minutos, hasta que la quínoa esté blanda y el líquido se haya absorbido;

✓ En una sartén aceitada, saltear el ajo, col rizada, repollo, sal y pimienta, a fuego alto y revolviendo constantemente;

✓ Añadir la quínoa y los tomates secos. Revolver;

✓ Servir con palta encima y rociar con vinagre balsámico.

18. GOLPE DE SOPA VERDE

Cargue su sistema completamente con esta sopa verde, con vegetales repletos de beta-carotenos, glutatión, vitaminas y muchos antioxidantes que incrementarán la producción de enzimas protectoras que inhiben la angiogénesis. También, las nueces brasileras contienen mucho selenio, que ha sido vinculado con los tratamientos de cáncer de próstata.

Ingredientes:

- Medio puerro, rebanado
- 1 diente de ajo, molido
- 2 tazas floretes de brócoli
- 2 tazas espárragos, trozados
- 1 taza guisantes
- 5 tazas caldo vegetal o caldo de pollo
- 1 a 2 cucharaditas salsa sriracha
- Jugo de medio limón
- Sal y pimienta fresca molida a gusto
- Nueces brasileras, trozadas para servir

Instrucciones:

✓ Calentar una sartén aceitada y saltear el puerro por 5 minutos. Añadir el ajo y cocinar 1 minuto más;

✓ Agregar el caldo, floretes de brócoli, espárragos y guisantes. Dejar hervir por 7 minutos;

✓ Mezclar la sopa en una procesadora y sazonar con sriracha, limón, sal y pimienta;

✓ Espolvorear con nueces brasileras trozadas y servir.

19.   BARRAS FRUTALES

Satisfaga sus antojos con estas barras saludables de fruta y nueces, ricas en ácidos grasos con omega-3 y muchos agentes anti cancerígenos encontrados en los duraznos. Por otro lado, el ananá está repleto de bromelina, un componente importante que combate el cáncer incluso mejor que las drogas de la quimioterapia.

Ingredientes:

- 1 ½ taza harina de almendra
- 1 ½ taza harina de avena
- ½ taza miel
- 2 cucharadas de aceite de canola
- 3 tazas duraznos, trozados
- 1 taza nectarinas, trozadas
- 1 tazas ananá, trozado
- 1 tazas cerezas
- ½ taza jugo de naranja
- ½ taza jugo de granada
- 2 cucharaditas jalea granulada

Instrucciones:

✓ Precalentar el horno a 400°F y engrasar una fuente;

✓ Mezclar la harina de almendra, harina de avena, miel y canola, hasta que quede macizo;

✓ Verter la mezcla en una fuente y presionar para formar una capa. Hornear por 10 minutos hasta que dore;

✓ Mientras tanto, preparar el relleno, calentando una sartén aceitada a fuego medio. Añadir las frutas y jugo, y hervir por 5 minutos;

✓ Mezclar la jalea con agua fría;

✓ Remover el relleno y dejar reposar por 5 minutos, incorporar la jalea hidratada y revolver bien hasta combinar;

✓ Verter el relleno en la costra horneada y frezar por la noche;

✓ Cortar en barras y disfrutar.

20.   SALSA DE TOMATE MÁS SALUDABLE

Le traemos la mejor salsa de tomate para impulsar a su cuerpo con los beneficios de licopeno en los tomates. Esta receta está repleta de diferentes vegetales que le dan una gran fuente de fibra. Mezclarlos juntos es la mejor forma de obtener el máximo provecho de todos los nutrientes en ellos.

Ingredientes:

- 3 cucharadas de aceite de oliva
- 3 dientes de ajo, molidos
- 1 cebolla grande, en cubos
- 1 zanahoria grande, en cubos
- 1 Pimiento verde, en cubos
- 1 Calabacín, en cubos
- 1 taza Caldo de pollo natural
- 2 libras Tomates
- 2 cucharaditas Pimentón dulce
- 3 cucharaditas orégano seco
- 3 hojas de laurel seca
- 3 hojas de albahaca secas

- Sal y pimienta a gusto

Instrucciones:

✓ En una cacerola grande, calentar el aceite y agregar el pimentón dulce, orégano, hojas de laurel y albahaca, revolver por menos de un minuto e incorporar las zanahorias y pimiento. Cocinar por 3 minutos y agregar las cebollas, ajo y calabacín. Sazonar con sal y pimienta, y cocinar por 8 a 10 minutos. Luego, remover las hojas de albahaca y laurel;

✓ Mientras tanto, en otra cacerola, hervir agua y aceite y agregar los tomates por 5 a 7 minutos, hasta que la piel comience a salirse. Remover del fuego y añadir agua fría. Cuando enfríen, finalizar el pelado de los tomates y colar el agua restante;

✓ Luego de pelados, mezclar los tomates con caldo de pollo y verter en los vegetales. Dejar hervir por 20 minutos, revolviendo ocasionalmente;

✓ Si lo desea, puede unir todos los ingredientes en una licuadora, para tener una salsa homogénea, y agregar uno o dos filetes de anchoas, para hacer la perfecta salsa para pizza.

21. MASA DE PIZZA DE TRIGO INTEGRAL SIN AMASADO

¿Sabía que hay una forma de disfrutar de la pizza y al mismo tiempo comer saludable? Ya que todos amamos comer pizza, queremos mostrarle una masa saludable que puede reemplazar perfectamente una pizza de tienda. Para mejor sabor y resultados, cúbrala con salsa de tomate natural, queso de almendra (u otro queso bajo en grasas) y sus ingredientes favoritos.

Ingredientes:

- 3 tazas harina de trigo integral

- 1 cucharada levadura instantánea seca

- 1 cucharadita sal Kosher

- 1 taza agua tibia

- 1 cucharada aceite de oliva

- 1 cucharada miel

Instrucciones:

✓ En un bowl grande, combinar los ingredientes secos;

- ✓ En un bowl pequeño, combinar los ingredientes húmedos, y verterlos en la harina, revolviendo hasta incorporar y obtener una masa pegajosa;
- ✓ Transferir la masa a un bowl limpio y engrasado, cubrir con plástico y dejar reposar por 1 hora, o hasta que duplique su tamaño;
- ✓ Desinflar la masa gentilmente usando una cuchara de madera, amasar dos o tres veces y dejar reposar por 30 minutos más;
- ✓ Cuando la masa esté lista, usar un palo para crear una capa fina y cubrir con sus ingredientes favoritos.
- ✓ Hornear a 450°F por 10 a 13 minutos.

22. PASTELES DE FRAMBUESA

Este postre en decadencia tiene un gusto increíble, perfecto para satisfacer cualquier antojo de dulce, y también provee una gran cantidad de nutrientes y componentes beneficiosos para prevenir el cáncer. Tal es el caso del ácido elágico encontrado en las frambuesas, el cual estimula la apoptosis, siendo una fruta naturalmente anti cancerígeno y antimutageno.

Ingredientes:

- 2 tazas frambuesas
- 2 cucharadas miel, dividida
- 3 cucharadas harina de trigo integral, divididas
- 1 cucharada jugo de granada
- ½ copos de avena
- ¼ taza almendras trozadas
- ½ cucharaditas canela
- 1 cucharada aceite de canola

Instrucciones:

✓ Precalentar el horno a 400°F;

✓ Combinar las frambuesas, 1 cucharada de miel, jugo de granada y 1 cucharada de harina, y dividir en 4 moldes;

✓ Combinar la avena, almendras, canela, miel y harina restante. Añadir aceite y revolver bien hasta combinar. Rociar sobre el mix frutal;

✓ Hornear por 20 minutos, y dejar reposar por 15 minutos antes de servir.

23.   MINI CALZONES

Queremos enseñarle que ser saludable no significa no comer alimentos deliciosos, así que le traemos este mini calzón, un gusto perfecto para una cena familiar mientras se mantiene en su dieta nutritiva.

Ingredientes:

- 1 bola casera de "masa de pizza de trigo integral sin amasar"
- 1 taza Salsa de tomate
- ½ taza Queso de almendra
- ½ taza Albahaca fresca
- 1 taza Espinaca bebé
- Media cebolla morada
- ¼ taza Aceitunas negras
- 1 cucharadita Orégano seco
- 1 cucharadita Ajo seco
- 1 cucharadita Tomillo seco
- 1 cucharadita Copos de pimienta roja
- ½ cucharaditas Pimienta negra molida
- 2 cucharadas de aceite de oliva

- 1 huevo

Instrucciones:

✓ Precalentar el horno a 400°F

✓ Cortar la masa en 4 piezas, amasar en una superficie enharinada y formar 4 pizzas pequeñas;

✓ Mezclar los ingredientes del relleno juntos hasta combinar;

✓ Poner una o dos cucharadas de la mezcla en el medio de cada pizza y doblar al medio para formar una media luna;

✓ Presionar los lados para sellar;

✓ Cubrir con huevo batido y rociar con sal Kosher;

✓ Hornear por 18 minutos.

24.   HAMBURGUESAS SALUDABLES DE ATÚN

Para este plato nos enfocamos en las bondades de los ácidos grasos con omega-3 contenidos en los filetes de atún, las propiedades anti inflamatorias y antioxidantes del jengibre, como así también del aceite de oliva, que provee más antioxidantes y vitaminas para su vida diaria.

Ingredientes:

- 2 Filetes de atún, sin piel
- 1 cucharada Pasta de curry
- 1 cucharada Jengibre fresco, rallado
- 1 cucharada eneldo fresco, molido
- 1 cucharada cilantro fresco, molido
- 1 cucharadita aceite de oliva
- Sal y pimienta a gusto

Instrucciones:

✓ En una procesadora, mezclar los filetes de atún, pasta de curry, jengibre, eneldo, cilantro, sal y pimienta;

✓ Verter la mezcla en un bowl y dar forma a las hamburguesas;

✓ En una sartén aceitada, freír las hamburguesas por 4 minutos de cada lado.

✓ Servir con pan de trigo integral y una ensalada de su preferencia.

25.   ATARDECER DE SALMÓN DULE Y PICANTE

En este plato combinamos lo dulce y lo picante del mango y jalapeño. Los mangos están repletos de vitaminas y beta-carotenos, mientras los jalapeños son altos en capsaicinina, que neutraliza la substancia que podría causar cáncer.

Ingredientes:

- 2 Filetes de salmón
- 1 mango grande, pelado y en cubos
- 1 jalapeño rojo, sin semillas y molido
- 1 hierba de limón fresca, molido
- 1 cucharada vinagre de arroz
- 1 cucharada miel
- 2 cucharadas de aceite de oliva, dividido
- Sal y pimienta a gusto

Instrucciones:

✓ Frotar los filetes con sal y pimienta;
✓ Combinar el mango, jalapeño, hierba de limón y miel;
✓ En una sartén, calentar 1 cucharada de aceite, poner el salmón, y cocinar por 3 minutos de cada lado;

✓ En la misma sartén, calentar el aceite restante y freír la mezcla de mango por 3 a 4 minutos, añadir el salmón y cubrir con jugos y frutas;

✓ Remover del fuego y servir;

26.   ENSALADA DE HIGO

Los higos son frutas geniales para prevenir y combatir el cáncer. Gracias a sus derivados de benzaldehído, los higos han demostrado reducir tumores, y también son grandes asesinos de bacterias.

Ingredientes:

- 4 higos, trozados
- 4 tazas Lechuga romana, trozada
- ½ Hojas de albahaca
- ¼ Nueces pecanas, trozada
- 3 cucharadas de vinagre de sidra
- 2 cucharadas Condimento de higo
- 1 cucharada Aceite de oliva
- Sal y pimienta a gusto

Instrucciones:

- ✓ En un bowl pequeño, batir el vinagre, condimento, aceite, sal y pimienta;
- ✓ Poner los ingredientes restantes en un bowl grande;
- ✓ Verter el aderezo sobre la ensalada verde y combinar;

✓ Servir con una pieza de higo encima y rociar con nueces pecanas encima.

27.   PINCHOS COLORIDOS

Los pinchos representan una forma divertida de cocinar y comer, y en este caso, estos pinchos coloridos están llenos de vitaminas y beta-carotenos, encontrados en los pimientos. También provee con los beneficios de la bromelina del ananá la cual, como se mencionó antes, es un componente poderoso que combate el cáncer y es más efectivo que las drogas de la quimioterapia.

Ingredientes:

- 1 Pimiento rojo, trozado
- 1 Pimiento verde, trozado
- 1 Pimiento amarillo, trozado
- 1 Cebolla morada, trozada
- 2 tazas ananá trozado
- 2 cucharadas de aceite de oliva
- 1 Jugo de limón
- 2 Dientes de ajo, molidos
- 1 cucharadita Pimentón dulce
- Sal y pimienta a gusto

Instrucciones:

- ✓ Preparar todos los ingredientes y ponerlos en los pinchos, alternándolos;
- ✓ Batir el limón, ajo, pimentón dulce, aceite, sal y pimienta;
- ✓ Cubrir los pinchos con la marinada y dejar reposar 30 minutos;
- ✓ Grillar por 10 a 15 minutos.

28. SOPA DE AJO SIMPLE

Como se mencionó antes, los beneficios anti cancerígenos del ajo son muchos. Sus componentes mejoradores de la inmunidad ayudan al organismo a bloquear y combatir las células cancerígenas, y estudios han vinculado al ajo con un disminuido riesgo de cáncer de estómago, colon y próstata.

Ingredientes:

- 6 cucharadas de aceite de oliva
- 1 cabeza de ajo
- 2 cucharadas harina de trigo integral
- 4 tazas caldo de pollo natural
- Tomillo seco
- Orégano seco
- Albahaca seca
- Sal y pimienta a gusto

Instrucciones:

✓ Cortar la cabeza de ajo al medio, no pelar;

✓ Calentar una sartén con aceite a fuego medio/Bajo y poner las dos mitades de la cabeza de ajo. Cocinar hasta que ablande y esté dorado. Pelar;

✓ Remover del fuego y aplastar el ajo con la harina, combinando bien, hasta obtener una pasta;

✓ Devolver al fuego y agregar el caldo caliente, tomillo, orégano, albahaca, sal y pimienta. Cocinar hasta obtener la consistencia deseada.

29.   ENSALADA DE ATÚN

Nuevamente, queremos utilizar los beneficios del atún y sus ácidos grasos con omega-3, pero esta vez combinándolo con las propiedades del rábano, el cual es alto en antocianinas, moléculas anti cancerígenas poderosas que previenen el desarrollo de las células del cáncer.

Ingredientes:

- 2 filetes de atún, cocidos
- 1 Pimiento rojo
- 1 Cebolla morada
- 2 Tomates
- 3 tazas lechuga romana
- 2 tazas achicoria
- 1 taza rábano, rebanado
- 3 cucharadas Yogurt griego
- 1 Jugo de limón
- 2 cucharadas de aceite de oliva
- ½ cucharaditas Semillas de mostaza, molidas
- Sal y pimienta a gusto

Instrucciones:

✓ Batir juntos el yogurt, aceite, limón, semillas de mostaza, sal y pimienta;

✓ En un bowl grande, combinar los pimientos, cebolla, tomate, lechuga, achicoria y rábano;

✓ Despedazar el atún y añadir a la mezcla de ensalada;

✓ Rociar con el aderezo y mezclar para combinar.

30.   PESTO DE ALBAHACA Y RÚCULA

Con este pesto, puede crear una pizza o pasta genial y saludable, gracias a los aceites esenciales en la albahaca, que son parte de la familia de los terpenos. Pueden promover la apoptosis y reducir el esparcimiento de las células cancerígenas.

Ingredientes:

- 4 tazas albahaca fresca
- 1 ½ taza rúcula fresca
- 3 dientes de ajo
- ½ nueces brasileras
- Jugo de medio limón
- ¼ cucharaditas ralladura de limón
- 4 cucharadas caldo de pollo
- ¼ taza aceite de oliva
- Sal y pimienta a gusto

Instrucciones:

✓ Verter los ingredientes en una licuadora y pulsar hasta que estén bien combinados.

31.   SANDWICH SALUDABLE

Los alimentos alcalinos como la alfalfa y la palta, mantienen el pH sanguíneo en su nivel idea, lo cual es muy importante para la prevención y tratamiento del cáncer.

Ingredientes:

- 4 rebanadas Pan de trigo integral
- 200gr Salmón ahumado
- 1 taza Alfalfa
- 1 taza Berro
- 1 Palta, aplastada
- 3 cucharadas Yogurt griego
- 2 cucharadas de aceite de oliva
- Sal y pimienta

Instrucciones:

- ✓ Aplastar la palta y mezclar con el yogurt, aceite, sal y pimienta;
- ✓ Cubrir las rebanadas de pan con la mezcla de palta;
- ✓ Añadir el salmón, alfalfa y berro, y cubrir con otra rebanada de pan.

32. LIMPIADOR JUGOSO

Los batidos de vegetales frescos proveen una fuente importante de enzimas y nutrientes antioxidantes, y son de fácil digestión. Las conocidas propiedades del ananá, jengibre, limón y polen de abeja, hacen de este jugo un tónico perfecto para prevenir el cáncer.

Ingredientes:

- 1 taza Agua
- Medio Pepino
- 1 taza ananá trozado
- 1 tallo de apio
- 1 Limón exprimido
- 1 cucharadita Jengibre, rallado
- 1 cucharadita Polen de abeja
- 1 cucharada Miel
- 2 cucharadas almendras trozadas

Instrucciones:

✓ Lavar y pelar las frutas;
✓ Mezclar todos los ingredientes juntos en una licuadora;

✓ Servir en un vaso grande y disfrutar inmediatamente.

JUGOS

1.   Jugo de Zanahoria y Apio

Ingredientes:

1 zanahoria grande, en rodajas

1 apio grande, en trozos

1 taza de col rizada fresca, en trozos

1 manzana Granny Smith pequeña, sin centro

1 cucharada de miel líquida

Preparación:

Lavar y pelar la zanahoria. Cortar en rodajas finas y dejar a un lado.

Lavar el apio y trozarlo. Dejar a un lado.

Lavar la col rizada bajo agua fría. Colar y romper con las manos. Dejar a un lado.

Lavar la manzana y cortarla por la mitad. Remover el centro y trozar. Dejar a un lado.

Combinar la zanahoria, apio, col y manzana en una licuadora. Procesar y transferir a un vaso. Añadir la miel

Agregar hielo y servir inmediatamente.

Información nutricional por porción: Kcal: 179, Proteínas: 4.6g, Carbohidratos: 34.3g, Grasas: 1.1g

2. Jugo de Espárragos y Pomelo

Ingredientes:

1 taza de espárragos, recortados y en trozos

1 pomelo entero, sin piel

1 lima entera, sin piel

1 puerro entero, en trozos

1 onza de agua

Preparación:

Lavar los espárragos y recortar. Trozar en piezas pequeñas y dejar a un lado.

Pelar el pomelo y dividir en gajos. Cortar cada gajo por la mitad y dejar a un lado.

Pelar la lima y cortarla por la mitad. Dejar a un lado.

Lavar el puerro y trozarlo. Dejar a un lado.

Combinar los espárragos, pomelo, lima y puerro en una licuadora. Procesar y transferir a un vaso. Añadir el agua.

Agregar miel si lo desea.

Refrigerar por 10 minutos antes de servir.

Información nutricional por porción: Kcal: 161, Proteínas: 6.3g, Carbohidratos: 47.7g, Grasas: 0.8g

3.　　Jugo de Diente de León

Ingredientes:

1 taza de verdes de diente de león frescos, en trozos

2 tallos de apio medianos, en trozos

1 limón entero, sin piel

1 manzana Granny Smith pequeña, sin centro

1 taza de pepino, en rodajas

Preparación:

Lavar los verdes de diente de león y romper con las manos. Dejar a un lado.

Lavar el apio y trozarlo. Dejar a un lado.

Pelar el limón y cortarlo por la mitad. Dejar a un lado.

Lavar la manzana y cortarla por la mitad. Remover el centro y trozar. Dejar a un lado.

Lavar el pepino y cortar en rodajas finas. Rellenar una taza y reservar el resto.

Combinar los dientes de león, apio, limón, manzana y pepino en una licuadora, y pulsar.

Transferir a un vaso y añadir hielo picado antes de servir.

Información nutricional por porción: Kcal: 97, Proteínas: 2.9g, Carbohidratos: 29.7g, Grasas: 0.7g

4. Brócoli Banana Juice

Ingredientes:

1 taza de brócoli, en trozos

1 banana grande, en rodajas

1 manzana verde pequeña, sin centro

1 nudo de jengibre pequeño, sin piel

1 cucharada de miel líquida

Preparación:

Lavar el brócoli y recortar las capas externas. Cortar en trozos pequeños y rellenar un vaso medidor. Reservar el resto.

Pelar la banana y cortar en piezas pequeñas. Dejar a un lado.

Lavar la manzana y cortarla por la mitad. Remover el centro y trozar. Dejar a un lado.

Pelar el jengibre y dejar a un lado.

Combinar el brócoli, banana, manzana y jengibre en una licuadora y procesar. Transferir a un vaso y añadir la miel.

Refrigerar por 10 minutos antes de servir.

Información nutricional por porción: Kcal: 261, Proteínas: 4.8g, Carbohidratos: 57.7g, Grasas: 1.1g

5.   Jugo de Té Verde

Ingredientes:

1 cucharadita de té verde

2 cucharadas de agua caliente

2 kiwis enteros, sin piel

1 pera mediana, en trozos

1 taza de espinaca fresca, en trozos

1 taza de menta fresca, en trozos

1 lima entera, sin piel

Preparación:

Combinar el té verde y agua caliente en un tazón pequeño. Revolver y dejar reposar 3 minutos.

Pelar los kiwis y cortarlos por la mitad. Dejar a un lado.

Lavar la pera y remover el centro. Trozar y dejar a un lado.

Lavar la espinaca bajo agua fría. Romper con las manos y dejar a un lado.

Lavar la menta y picarla. Rellenar un vaso medidor y reservar el resto.

Pelar la lima y cortarla por la mitad. Dejar a un lado.

Combinar el té verde, kiwis, pera, espinaca, menta y lima en una licuadora. Pulsar, transferir a vasos y añadir hielo antes de servir.

Información nutricional por porción: Kcal: 195, Proteínas: 9.4g, Carbohidratos: 62.4g, Grasas: 2.1g

6.   Jugo de Granada y Espárragos

Ingredientes:

1 taza de semillas de granada

1 taza de espárragos frescos, recortados y en trozos

1 limón entero, sin piel

1 cucharada de miel líquida

1 onza de agua

Preparación:

Cortar la parte superior de la granada. Deslizar el cuchillo en cada membrana blanca. Remover las semillas y dejar a un lado.

Lavar los espárragos y recortar las puntas. Trozar y dejar a un lado.

Pelar el limón y cortarlo en cuartos. Dejar a un lado.

Combinar las semillas de granada, espárragos y limón en una licuadora. Pulsar, transferir a un vaso y añadir la miel y agua.

Servir con hielo.

Información nutricional por porción: Kcal: 145, Proteínas: 5.1g, Carbohidratos: 26.8g, Grasas: 1.3g

7. Jugo de Espinaca y Tomate

Ingredientes:

1 taza de espinaca fresca, en trozos

6 tomates cherry, por la mitad

1 taza de pepino, en rodajas

1 nudo de jengibre pequeño, sin piel

¼ cucharadita de sal

Preparación:

Lavar la espinaca bajo agua fría. Colar y trozar. Dejar a un lado.

Lavar los tomates cherry y remover las ramas. Cortar por la mitad y dejar a un lado.

Lavar el pepino y cortar en rodajas finas. Rellenar un vaso medidor y reservar el resto.

Combinar la espinaca, tomates, pepino y jengibre en una licuadora, y pulsar. Transferir a un vaso y añadir sal.

Servir inmediatamente.

Información nutricional por porción: Kcal: 52, Proteínas: 7.4g, Carbohidratos: 14.5g, Grasas: 1.1g

8. Jugo de Sandía y Arándanos

Ingredientes:

1 taza de sandía, en cubos

2 tazas de arándanos

1 lima entera, sin piel

1 taza de albahaca fresca, en trozos

¼ cucharadita de pimienta cayena, molida

1 onza de agua

Preparación:

Cortar un gajo grande de sandía. Pelar y cortar en cubos pequeños. Remover las semillas y dejar a un lado.

Poner los arándanos en un colador, lavar y dejar a un lado.

Pelar la lima y cortarla por la mitad. Dejar a un lado.

Lavar la albahaca y romperla con las manos. Dejar a un lado.

Combinar la sandía, arándanos, lima y albahaca en una licuadora. Procesar, transferir a un vaso y añadir la pimienta cayena y agua.

Refrigerar 10 minutos antes de servir.

Información nutricional por porción: Kcal: 198, Proteínas: 4.1g, Carbohidratos: 58.7g, Grasas: 1.4g

9. Jugo de Zanahoria y Ciruela

Ingredientes:

1 taza de zanahorias bebé, en rodajas

4 ciruela entera, en trozos

1 taza de Lechuga romana, rallada

1 taza de verdes de mostaza, en trozos

1 onza de agua

Preparación:

Lavar y pelar las zanahorias. Cortar en rodajas finas y rellenar un vaso medidor. Reservar el resto.

Lavar las ciruelas y cortarlas por la mitad. Remover el carozo y dejar a un lado.

Combinar la lechuga y verdes de mostaza en un colador grande. Lavar bajo agua fría. Rallar la lechuga, trozar los verdes, y dejar a un lado.

Combinar las zanahorias, ciruelas, lechuga y verdes de mostaza en una licuadora, y procesar. Transferir a un vaso y añadir el agua.

Información nutricional por porción: Kcal: 128, Proteínas: 4.8g, Carbohidratos: 39.1g, Grasas: 1.3g

10.   Jugo de Pimiento y Palta

Ingredientes:

2 pimientos rojos medianos, en trozos

1 taza de palta, en rodajas

1 taza de repollo morado, en trozos

1 puerro entero, en trozos

1 lima entera, sin piel

Preparación:

Lavar los pimientos y cortarlos por la mitad. Remover las semillas y cortarlos. Dejar a un lado.

Pelar la palta y cortarla por la mitad. Cortar en rodajas finas y reservar el resto en la nevera. Dejar a un lado.

Lavar el repollo y trozar. Dejar a un lado.

Lavar el puerro y trozarlo. Dejar a un lado.

Pelar la lima y cortar por la mitad. Dejar a un lado.

Combinar los pimientos, palta, repollo, puerro y lima en una licuadora y procesar. Transferir a un vaso y refrigerar por 15 minutos antes de servir.

Información nutricional por porción: Kcal: 327, Proteínas: 8.1g, Carbohidratos: 49.6g, Grasas: 22.5g

11.   Jugo de Pomelo y Mango

Ingredientes:

1 pomelo entero, sin piel

1 taza de mango, en trozos

1 taza de menta fresca, en trozos

1 banana grande, sin piel

2 frutillas grandes, en trozos

Preparación:

Pelar el pomelo y dividirlo en gajos. Cortar cada gajo por la mitad y dejar a un lado.

Pelar el mango y trozarlo. Rellenar un vaso medidor y reservar el resto en la nevera. Dejar a un lado.

Lavar la menta y trozar. Dejar a un lado.

Pelar la banana y trozar. Dejar a un lado.

Lavar las frutillas y remover las ramas. Trozar y dejar a un lado.

Combinar el pomelo, mango, menta, banana y frutillas en una licuadora, y pulsar. Transferir a un vaso y añadir cubos de hielo antes de servir.

Información nutricional por porción: Kcal: 301, Proteínas: 5.9g, Carbohidratos: 88.5g, Grasas: 1.7g

12. Jugo de Remolacha y Lima

Ingredientes:

1 remolacha entera, en rodajas

1 limón entero, sin piel

1 taza de pepino, en rodajas

1 naranja mediana, sin piel

1 cucharada de miel líquida

Preparación:

Lavar la remolacha y recortar las partes verdes. Cortar en rodajas finas y dejar a un lado.

Pelar el limón y cortarlo en cuartos. Dejar a un lado.

Lavar el pepino y cortarlo en rodajas finas. Rellenar un vaso medidor y reservar el resto en la nevera.

Pelar la naranja y dividirla en gajos. Cortar cada gajo por la mitad y dejar a un lado.

Combinar la remolacha, limón, pepino y naranja en una licuadora, y pulsar. Transferir a un vaso y añadir la miel.

Agregar cubos de hielo y servir inmediatamente.

Información nutricional por porción: Kcal: 154, Proteínas: 3.5g, Carbohidratos: 30.5g, Grasas: 0.5g

13. Jugo de Frijoles Verdes

Ingredientes:

1 taza de frijoles verdes, en trozos

1 manzana Granny Smith mediana, sin centro

1 tallo de apio mediano, en trozos pequeños

1 taza de espinaca fresca, en trozos

Preparación:

Lavar los frijoles verdes y trozarlos. Rellenar un vaso medidor y reservar el resto.

Lavar la manzana y cortarla por la mitad. Remover el centro y trozar. Dejar a un lado.

Lavar el apio y trozarlo. Dejar a un lado.

Lavar la espinaca bajo agua fría. Trozar y rellenar un vaso medidor. Reservar el resto.

Combinar los frijoles verdes, manzana, apio y espinaca en una licuadora, y procesar. Transferir a vasos y añadir hielo antes de servir.

Información nutricional por porción: Kcal: 140, Proteínas: 8.5g, Carbohidratos: 37.3g, Grasas: 1.4g

14.   Jugo de Pimiento y Col Rizada

Ingredientes:

1 pimiento rojo mediano, en trozos

1 taza de col rizada fresca, en trozos

1 taza de perejil, en trozos

1 tallo de apio grande, en trozos

1 taza de pepino, en rodajas

1 onza de agua

Preparación:

Lavar el pimiento y cortarlo por la mitad. Remover las semillas y ramas. Trozar y dejar a un lado.

Lavar la col rizada bajo agua fría. Colar y trozar. Dejar a un lado.

Lavar el perejil y romper con las manos. Rellenar un vaso medidor y reservar el resto.

Lavar el apio y cortar en rodajas finas. Rellenar un vaso medidor y guardar el resto.

Combinar los pimientos, col rizada, perejil, apio y pepino en una licuadora, y pulsar. Transferir a vasos y añadir el agua. Agregar hielo y servir inmediatamente.

Información nutricional por porción: Kcal: 77, Proteínas: 6.6g, Carbohidratos: 20.6g, Grasas: 1.6g

15. Jugo de Albahaca y Calabacín

Ingredientes:

1 taza de albahaca fresca, en trozos

1 calabacín mediano, en rodajas

1 limón entero, sin piel

1 lima entera, sin piel

1 onza de agua

Preparación:

Lavar la albahaca bajo agua fría. Colar y trozar. Dejar a un lado.

Lavar el calabacín y cortar en rodajas finas. Dejar a un lado.

Pelar el limón y la lima. Cortar en cuartos y dejar a un lado.

Combinar la albahaca, calabacín, limón y lima en una licuadora. Procesar. Transferir a vasos y añadir el agua.

Refrigerar por 10 minutos antes de servir.

Información nutricional por porción: Kcal: 50, Proteínas: 3.9g, Carbohidratos: 15.8g, Grasas: 0.9g

16. Jugo de Arándanos y Uvas

Ingredientes:

1 taza de arándanos

1 taza de uvas negras

1 manzana dorada deliciosa pequeña, sin centro

¼ cucharadita de canela, molida

Preparación:

Lavar los arándanos usando un colador. Colar y dejar a un lado.

Lavar las uvas y rellenar un vaso medidor. Reservar el resto.

Lavar la manzana y cortarla por la mitad. Remover del centro y trozar. Dejar a un lado.

Combinar los arándanos, uvas y manzana en una licuadora, y procesar. Transferir a un vaso y añadir la canela.

Agregar cubos de hielo antes de servir.

Información nutricional por porción: Kcal: 191, Proteínas: 2.1g, Carbohidratos: 54.7g, Grasas: 1g

17.   Jugo de Mango y Frambuesa

Ingredientes:

1 taza de mango, en trozos

1 taza de frambuesas

1 durazno pequeño, sin carozo

3 damascos enteros, en trozos

Preparación:

Pelar el mango y cortar en trozos pequeños. Rellenar un vaso medidor y reservar el resto.

Lavar las frambuesas usando un colador. Colar y rellenar un vaso medidor. Reservar el resto en la nevera o congelador.

Lavar el durazno y cortarlo por la mitad. Remover el carozo y cortar en trozos pequeños. Dejar a un lado.

Lavar los damascos y cortar por la mitad. Remover los carozos y cortar en cuartos. Dejar a un lado.

Combinar el mango, frambuesas, durazno y damascos en una licuadora, y procesar. Transferir a vasos y refrigerar por 10 minutos antes de servir.

Puede decorar con menta fresca antes de servir.

Información nutricional por porción: Kcal: 206, Proteínas: 5.5g, Carbohidratos: 63.5g, Grasas: 2.1g

18. Jugo de Ananá y Remolacha

Ingredientes:

1 taza de ananá, en trozos

1 remolacha entera, en rodajas

1 naranja pequeña, en gajos

2 cucharadas de agua de coco

¼ cucharadita de jengibre, molido

Preparación:

Cortar la parte superior del ananá y pelarlo. Trozar y rellenar un vaso medidor. Reservar el resto en la nevera.

Lavar y recortar la remolacha. Trozar y dejar a un lado.

Pelar la naranja y dividirla en gajos. Cortar cada gajo por la mitad y dejar a un lado.

Combinar el ananá, remolacha y naranja en una licuadora. Pulsar y transferir a vasos. Añadir el agua de coco y jengibre.

Agregar hielo picado y servir inmediatamente.

Información nutricional por porción: Kcal: 135, Proteínas: 3.1g, Carbohidratos: 40.7g, Grasas: 0.5g

19. Jugo de Kiwi y Banana

Ingredientes:

3 kiwis enteros, sin piel

1 banana grande, en trozos

1 frutilla grande, en trozos

1 manzana pequeña, sin centro

¼ cucharadita de canela, molida

Preparación:

Pelar los kiwis y cortarlos por la mitad. Dejar a un lado.

Pelar la banana y trozar. Dejar a un lado.

Lavar la frutilla y remover las hojas. Trozar y dejar a un lado.

Lavar la manzana y cortarla por la mitad. Remover el centro y trozar. Dejar a un lado.

Combinar el kiwi, banana, frutilla y manzana en una licuadora. Pulsar, transferir a un vaso y añadir la canela.

Refrigerar por 10 minutos antes de servir.

Información nutricional por porción: Kcal: 292, Proteínas: 4.4g, Carbohidratos: 85g, Grasas: 1.9g

20.   Jugo de Palta y Limón

Ingredientes:

1 taza de palta, en cubos

1 limón entero, sin piel

1 taza de arándanos agrios

1 taza de pepino, en rodajas

1 taza de cerezas, sin carozo

Preparación:

Pelar la palta y cortarla en cubos. Rellenar un vaso medidor y reservar el resto en la nevera. Dejar a un lado.

Lavar los arándanos y dejar a un lado.

Lavar el pepino y cortar en rodajas finas. Rellenar un vaso medidor y reservar el resto.

Lavar las cerezas y cortarlas por la mitad. Remover los carozos y dejar a un lado.

Combinar la palta, arándanos agrios, pepino y cerezas en una licuadora, y procesar. Transferir a un vaso y añadir hielo antes de servir.

Información nutricional por porción: Kcal: 321, Proteínas: 5.8g, Carbohidratos: 54.4g, Grasas: 22.6g

21. Jugo de Granada y Arándanos

Ingredientes:

1 taza de semillas de granada

1 taza de moras

1 limón entero, sin piel

1 zanahoria mediana, en rodajas

1 onza de agua

Preparación:

Cortar la parte superior de la granada. Bajar hacia las membranas blancas. Remover las semillas a un vaso medidor y dejar a un lado.

Lavar las moras en un colador. Rellenar el vaso medidor y reservar el resto. Dejar a un lado.

Pelar el limón y cortarlo por la mitad. Dejar a un lado.

Lavar y pelar la zanahoria. Cortarla en rodajas finas y dejar a un lado.

Combinar las semillas de granada, moras, limón y zanahoria en una licuadora. Pulsar y transferir a vasos.

Añadir hielo o refrigerar unos minutos antes de servir.

Información nutricional por porción: Kcal: 119, Proteínas: 4.6g, Carbohidratos: 41.3g, Grasas: 2.1g

22.   Jugo de Apio y Col Rizada

Ingredientes:

1 taza de apio, en trozos

1 taza de col rizada fresca, en trozos

1 taza de menta fresca, en trozos

1 lima entera, sin piel

1 manzana Granny Smith pequeña, sin centro

Preparación:

Lavar el apio y trozarlo. Rellenar un vaso medidor y dejar a un lado.

Combinar la col y menta en un colador. Lavar bajo agua fría, colar y romper con las manos. Dejar a un lado.

Pelar la lima y cortarla. Dejar a un lado.

Lavar la manzana y cortarla por la mitad. Remover el centro y trozar. Dejar a un lado.

Combinar el apio, col rizada, menta, lima y manzana en una licuadora, y procesar. Transferir a vasos y añadir hielo antes de servir.

Información nutricional por porción: Kcal: 121, Proteínas: 5.3g, Carbohidratos: 35.8g, Grasas: 1.3g

23.   Jugo de Batata y Calabacín

Ingredientes:

1 taza de batatas, en cubos

1 calabacín pequeño, en rodajas

1 manzana pequeña, sin centro

¼ cucharadita de jengibre, molido

Preparación:

Pelar la batata y cortarla en cubos. Rellenar un vaso medidor y reservar el resto.

Pelar el calabacín y cortarlo en rodajas finas. Dejar a un lado.

Lavar la manzana y cortarla por la mitad. Remover el centro y trozar. Dejar a un lado.

Combinar las batatas, calabacín y manzana en una licuadora. Procesar, transferir a un vaso y añadir el jengibre.

Refrigerar 10 minutos antes de servir.

Información nutricional por porción: Kcal: 181, Proteínas: 4.2g, Carbohidratos: 50.1g, Grasas: 0.7g

24.   Jugo de Damasco y Ciruela

Ingredientes:

2 damascos enteros, sin carozo

2 ciruelas enteras, en trozos

1 taza de cerezas, sin carozo

1 naranja pequeña, sin piel

1 cucharada de agua de coco

Preparación:

Lavar los damascos y cortarlos por la mitad. Remover los carozos y trozar. Dejar a un lado.

Lavar las ciruelas y cortarlas por la mitad. Remover los carozos y trozar. Dejar a un lado.

Lavar las cerezas usando un colador. Remover los carozos y dejar a un lado.

Pelar la naranja y dividirla en gajos. Cortar cada gajo por la mitad y dejar a un lado.

Combinar los damascos, ciruelas, cerezas y naranja en una licuadora, y procesar. Transferir a un vaso y añadir el agua de coco.

Refrigerar por 10 minutos antes de servir.

Información nutricional por porción: Kcal: 191, Proteínas: 4.3g, Carbohidratos: 56.3g, Grasas: 1.1g

25. Jugo de Hinojo y Brócoli

Ingredientes:

1 taza de hinojo, en trozos

1 taza de brócoli, en trozos

1 taza de Brotes de Bruselas, por la mitad

1 taza de berro, en trozos

1 taza de pepino, en rodajas

Preparación:

Lavar el hinojo y recortar las hojas externas. Cortar en trozos pequeños y rellenar un vaso medidor. Reservar el resto.

Lavar el brócoli y cortarlo en trozos pequeños. Rellenar un vaso medidor y reservar el resto. Dejar a un lado.

Lavar los brotes de Bruselas y recortar las hojas externas. Cortar por la mitad y dejar a un lado.

Lavar el berro bajo agua fría. Colar y romper con las manos. Dejar a un lado.

Lavar el pepino y cortarlo en rodajas finas. Rellenar un vaso medidor y reservar el resto.

Combinar el hinojo, brócoli, brotes de Bruselas, berro y pepino en una licuadora. Procesar, transferir a un vaso y refrigerar por 10 minutos antes de servir.

Información nutricional por porción: Kcal: 72, Proteínas: 7.7g, Carbohidratos: 22.6g, Grasas: 0.8g

26.   Jugo de Arándanos Agrios y Pera

Ingredientes:

1 taza de arándanos agrios

1 pera mediana, en trozos

1 limón entero, sin piel

½ taza de frutillas, en rodajas

1 nudo de jengibre pequeño, sin piel

1 onza de agua

Preparación:

Lavar los arándanos agrios y rellenar un vaso medidor. Dejar a un lado.

Lavar la pera y cortarla por la mitad. Remover el centro y cortar en trozos pequeños. Dejar a un lado.

Pelar el limón y cortarlo por la mitad. Dejar a un lado.

Lavar las frutillas y remover las hojas. Cortar en trozos pequeños y rellenar un vaso medidor. Dejar a un lado.

Pelar el nudo de jengibre y dejar a un lado.

Combinar los arándanos agrios, pero, limón, frutillas y jengibre en una licuadora y pulsar. Transferir a vasos y añadir el agua.

Servir fría.

Información nutricional por porción: Kcal: 143, Proteínas: 2.4g, Carbohidratos: 52.7g, Grasas: 0.8g

27.   Jugo de Verdes de Remolacha y Zanahoria

Ingredientes:

1 taza de verdes de remolacha, en trozos

1 zanahoria grande, en rodajas

1 naranja mediana, sin piel

1 taza de cantalupo, en trozos

¼ cucharadita de jengibre, molido

Preparación:

Lavar los verdes de remolacha bajo agua fría. Colar y romper con las manos. Dejar a un lado.

Lavar la zanahoria y cortarla en rodajas finas. Dejar a un lado.

Pelar la naranja y dividirla en gajos. Cortar cada gajo por la mitad y dejar a un lado.

Cortar el cantalupo por la mitad. Remover las semillas y cortar un gajo grande. Pelarlo y trozar. Rellenar un vaso medidor y reservar el resto en la nevera.

Combinar los verdes de remolacha, zanahoria, naranja y cantalupo en una licuadora, y pulsar. Transferir a un vaso y añadir el jengibre.

Servir frío.

Información nutricional por porción: Kcal: 99, Proteínas: 3.5g, Carbohidratos: 30.5g, Grasas: 0.6g

28.   Jugo de Verdes de Ensalada y Pepino

Ingredientes:

2 tazas de verdes de ensalada, en trozos

1 taza de pepino, en rodajas

1 lima entera, sin piel

1 taza de Acelga, en trozos

1 tallo de apio grande, en trozos

1 onza de agua

¼ cucharadita de sal

Preparación:

Combinar los verdes de ensalada y la acelga en un colador grande. Lavar bajo agua fría y colar. Trozar y dejar a un lado.

Lavar el pepino y cortarlo en rodajas finas. Rellenar un vaso medidor y reservar el resto en la nevera.

Pelar la lima y cortarla por la mitad. Dejar a un lado.

Lavar el pio y cortarlo en piezas pequeñas. Dejar a un lado.

Combinar los verdes de ensalada, pepino, lima, acelga y apio en una licuadora, y pulsar. Transferir a un vaso y añadir el agua y sal. Refrigerar por 10 minutos antes de servir.

Información nutricional por porción: Kcal: 40, Proteínas: 3.8g, Carbohidratos: 12.7g, Grasas: 0.7g

29.   Jugo de Calabaza y Pimiento

Ingredientes:

1 taza de calabaza, en cubos

1 pimiento amarillo grande, en trozos

1 calabacín pequeño, en rodajas

¼ cucharadita de canela, molida

Preparación:

Cortar la calabaza por la mitad. Remover las semillas y cortar un gajo grande. Pelarlo y rellenar un vaso medidor. Envolver el resto en papel film y refrigerar.

Lavar el pimiento y cortarlo por la mitad. Remover las semillas y rama. Trozar y dejar a un lado.

Lavar el calabacín y cortar en rodajas finas. Dejar a un lado.

Combinar la calabaza, pimiento y calabacín en una licuadora, y pulsar. Transferir a un vaso y añadir la canela.

Refrigerar por 10 minutos antes de servir.

Información nutricional por porción: Kcal: 86, Proteínas: 4.5g, Carbohidratos: 22.9g, Grasas: 0.9g

30.   Jugo de Col y Apio

Ingredientes:

1 taza de col rizada fresca, en trozos

2 tallos de apio medianos, en trozos

1 manzana pequeña, sin centro

1 taza de Lechuga romana, rallada

Preparación:

Lavar la col rizada bajo agua fría. Colar y trozar en piezas pequeñas. Dejar a un lado.

Lavar los tallos de apio y trozarlos. Dejar a un lado.

Lavar la manzana y cortarla por la mitad. Remover el centro y trozar. Dejar a un lado.

Lavar la lechuga y rallarla. Rellenar un vaso medidor y reservar el resto.

Combinar la col, apio, manzana y lechuga en una licuadora, y pulsar. Transferir a un vaso y añadir hielo antes de servir.

Información nutricional por porción: Kcal: 103, Proteínas: 4.6g, Carbohidratos: 29.4g, Grasas: 1.2g

31. Jugo de Melón y Lima

Ingredientes:

1 gajo de melón dulce mediano

1 lima entera, sin piel

1 manzana Granny Smith pequeña, sin centro

1 banana grande, sin piel

¼ cucharadita de canela, molida

Preparación:

Cortar un gajo grande de melón y pelarlo. Remover las semillas y trozar. Envolver el resto en papel film y refrigerar.

Pelar la lima y cortarla por la mitad. Dejar a un lado.

Lavar la manzana y cortarla por la mitad. Remover el centro y trozar. Dejar a un lado.

Pelar la banana y trozar. Dejar a un lado.

Combinar el melón, lima, manzana y banana en una licuadora, y pulsar. Transferir a un vaso y añadir la canela.

Refrigerar 10 minutos antes de servir.

Información nutricional por porción: Kcal: 226, Proteínas: 4.6g, Carbohidratos: 29.4g, Grasas: 1.2g

32. Jugo de Guayaba y Cereza

Ingredientes:

1 guayaba entera, sin piel

1 taza de cerezas, sin carozo

1 naranja mediana, en gajos

1 damasco entero, sin carozo

Preparación:

Pelar la guayaba y cortarla en piezas pequeñas. Dejar a un lado.

Lavar las cerezas usando un colador. Remover las ramas y cortar por la mitad. Quitar los carozos y rellenar un vaso medidor. Dejar a un lado.

Pelar la naranja y dividirla en gajos. Cortar cada gajo por la mitad y dejar a un lado.

Lavar el damasco y cortarlo por la mitad. Remover el carozo y trozarlo. Dejar a un lado.

Combinar la guayaba, cerezas, naranja y damasco en una licuadora, y pulsar. Transferir a un vaso y añadir hielo.

Información nutricional por porción: Kcal: 173, Proteínas: 4.7g, Carbohidratos: 51.8g, Grasas: 1.1g

33.   Jugo de Mango y Kiwi

Ingredientes:

1 taza de mango, en trozos

1 kiwi entero, sin piel

1 taza de espinaca fresca, en trozos

1 nudo de jengibre pequeño, sin piel

2 cucharadas de agua de coco

Preparación:

Pelar el mango y trozarlo. Rellenar un vaso medidor y reservar el resto en la nevera.

Pelar el kiwi y cortarlo por la mitad. Dejar a un lado.

Lavar la espinaca bajo agua fría. Colar y trozar. Dejar a un lado.

Pelar el nudo de jengibre y dejar a un lado.

Combinar el mango, kiwi, espinaca y jengibre en una licuadora, y pulsar. Transferir a un vaso y añadir el agua de coco. Refrigerar 10 minutos antes de servir.

Información nutricional por porción: Kcal: 190, Proteínas: 9.1g, Carbohidratos: 53.6g, Grasas: 2.2g

34.   Jugo de Granada y Ciruelas

Ingredientes:

1 taza de semillas de granada

2 ciruelas enteras, sin carozo

1 manzana dorada deliciosa pequeña, sin centro

1 frutilla grande, en trozos

Preparación:

Cortar la parte superior de la granada. Bajar hacia cada membrana blanca. Remover las semillas y ponerlas en un vaso medidor. Dejar a un lado.

Lavar las ciruelas y cortar por la mitad. Remover los carozos y cortar en piezas pequeñas. Dejar a un lado.

Lavar la frutilla y remover las hojas. Cortar en piezas pequeñas y dejar a un lado.

Combinar las semillas de granada, ciruelas, manzana y frutilla en una licuadora, y pulsar. Transferir a un vaso y añadir hielo picado.

Servir inmediatamente.

Información nutricional por porción: Kcal: 176, Proteínas: 2.8g, Carbohidratos: 50.3g, Grasas: 1.6g

35.   Jugo de Sandía y Arándanos Agrios

Ingredientes:

1 taza de sandía, en trozos

1 taza de arándanos agrios enteros

1 limón entero, sin piel

1 taza de menta fresca, en trozos

1 cucharada de miel líquida

Preparación:

Cortar la sandía longitudinalmente. Para una taza, necesitará una rebanada grande. Pelar y trozar. Remover las semillas y dejar a un lado. Reservar el resto para otros jugos.

Lavar los arándanos agrios usando un colador. Rellenar un vaso medidor y reservar el resto en la nevera.

Pelar el limón y cortarlo por la mitad. Dejar a un lado.

Lavar la menta y trozarla. Dejar a un lado.

Combinar la sandía, arándanos agrios, limón y menta en una licuadora, y pulsar. Transferir a un vaso y añadir la miel.

Agregar algunos cubos de hielo y servir inmediatamente.

Información nutricional por porción: Kcal: 93, Proteínas: 2.9g, Carbohidratos: 32.8g, Grasas: 0.7g

36. Jugo de Uva y Ananá

Ingredientes:

1 taza de uvas negras

1 taza de ananá, en trozos

1 cucharadita de extracto de vainilla

Preparación:

En una olla profunda, combinar las uvas y 1 taza de agua. Hervir a fuego medio/alto, revolviendo ocasionalmente. Añadir el extracto de vainilla y remover del fuego. Dejar enfriar completamente.

Cortar la parte superior del ananá. Pelarlo y cortar en rodajas finas. Rellenar el vaso medidor y reservar el resto.

Combinar la mezcla de uva y ananá en una licuadora, y pulsar. Transferir a un vaso y refrigerar por 20 minutos antes de servir.

Decorar con menta fresca.

Información nutricional por porción: Kcal: 200, Proteínas: 2.1g, Carbohidratos: 57g, Grasas: 0.8g

37.   Jugo de Tomate y Apio

Ingredientes:

5 tomates cherry, por la mitad

1 tallo de apio grande, en trozos

1 taza de pepino, en rodajas

1 taza de perejil fresco, en trozos

¼ cucharadita de sal

¼ cucharadita de pimienta negra, molida

½ cucharadita de Salsa Tabasco

1 onza de agua

Preparación:

Lavar los tomates cherry y remover las ramas. Cortar cada tomate por la mitad y dejar a un lado.

Lavar el tallo de apio y trozarlo. Dejar a un lado.

Lavar el pepino y cortar en rodajas finas. Rellenar un vaso medidor y reservar el resto.

Poner el perejil en un colador y lavarlo. Colar y trozar. Dejar a un lado.

Combinar los tomates cherry, api, pepino y perejil en una licuadora, y pulsar. Transferir a un vaso y añadir la sal, pimienta, salsa tabasco y agua.

Servir inmediatamente.

Información nutricional por porción: Kcal: 38, Proteínas: 3.3g, Carbohidratos: 10.9g, Grasas: 0.8g

38.   Jugo de Arándanos y Jengibre

Ingredientes:

2 tazas de arándanos

1 nudo de jengibre pequeño, sin piel y en trozos

1 naranja sangre mediana, sin piel

1 taza de uvas negras

Preparación:

Poner los arándanos en un colador. Lavar bajo agua y colar. Rellenar un vaso medidor y reservar el resto en la nevera.

Pelar el jengibre y cortarlo en piezas pequeñas. Dejar a un lado.

Pelar la naranja y dividirla en gajos. Cortar cada gajo por la mitad y dejar a un lado.

Lavar las uvas y rellenar un vaso medidor. Dejar a un lado.

Combinar los arándanos, jengibre, naranja y uvas en una licuadora, y pulsar. Transferir a un vaso y añadir cubos de hielo antes de servir.

Información nutricional por porción: Kcal: 254, Proteínas: 4.1g, Carbohidratos: 75.2g, Grasas: 1.5g

39.   Jugo de Palta y Papaya

Ingredientes:

1 taza de palta, en cubos

1 papaya pequeña, en trozos

1 taza de cerezas, por la mitad

1 limón entero, sin piel

¼ cucharadita de canela, molida

1 onza de agua

Preparación:

Pelar la palta y cortarla por la mitad. Remover el carozo y cortar en cubos pequeños. Rellenar un vaso medidor y reservar el resto.

Pelar la papaya y cortarla en trozos pequeños. Dejar a un lado.

Pelar el limón y cortarlo por la mitad. Dejar a un lado.

Combinar la palta, papaya y limón en una licuadora, y pulsar. Transferir a un vaso y añadir la canela y agua.

Refrigerar por 15 minutos antes de servir.

Información nutricional por porción: Kcal: 343, Proteínas: 5.8g, Carbohidratos: 57.3g, Grasas: 22.8g

40.   Jugo de Calabaza y Manzana

Ingredientes:

1 taza de calabaza, en cubos

1 manzana Granny Smith pequeña, sin centro

1 zanahoria mediana, en rodajas

1 taza de pepino, en rodajas

¼ cucharadita de canela, molida

¼ cucharadita de jengibre, molido

Preparación:

Cortar la calabaza por la mitad y remover las semillas. Lavar y cortar un gajo grande. Pelarlo, trozar en cubos y rellenar un vaso medidor. Reservar el resto en la nevera.

Lavar la manzana y cortarla por la mitad. Remover el centro y trozar. Dejar a un lado.

Lavar y pelar la zanahoria. Cortar en rodajas finas y dejar a un lado.

Lavar el pepino y cortarlo en rodajas finas. Rellenar un vaso medidor y reservar el resto.

Combinar la calabaza, manzana, zanahoria y pepino en una licuadora, y pulsar. Transferir a un vaso y añadir la canela y jengibre.

Refrigerar 10 minutos antes de servir.

Información nutricional por porción: Kcal: 121, Proteínas: 2.7g, Carbohidratos: 34.8g, Grasas: 0.6g

41.   Jugo de Durazno y Lima

Ingredientes:

2 duraznos grandes, sin carozo

1 lima entera, sin piel

1 taza de damascos, en rodajas

1 banana grande, sin piel

Preparación:

Lavar los duraznos y cortarlos por la mitad. Remover los carozos y cortar cada uno en trozos pequeños. Dejar a un lado.

Pelar la lima y trozarla. Reservar el jugo mientras se corta.

Lavar los damascos y cortarlos por la mitad. Remover los carozos y trozar. Rellenar un vaso medidor y dejar a un lado.

Pelar la banana y cortarla en trozos pequeños. Dejar a un lado.

Combinar los duraznos, lima, damascos y banana en una licuadora, y pulsar. Transferir a un vaso y añadir hielo picado antes de servir.

Información nutricional por porción: Kcal: 299, Proteínas: 7.2g, Carbohidratos: 86.5g, Grasas: 2g

42.　Jugo de Alcachofa y Espinaca

Ingredientes:

1 alcachofa mediana, en trozos

1 taza de espinaca fresca, en trozos

1 taza de frijoles verdes, en trozos

1 pimiento verde pequeño, en rodajas

1 nudo de jengibre pequeño, sin piel y en rodajas

Preparación:

Recortar las hojas externas de la alcachofa usando un cuchillo afilado. Lavar y trozar. Dejar a un lado.

Usando un colador, lavar la espinaca bajo agua fría. Trozar y dejar a un lado.

Poner los frijoles en una olla profunda. Añadir 1 taza de agua y hervir. Cocinar por 5 minutos y remover del fuego. Dejar enfriar completamente.

Lavar el pimiento y cortarlo por la mitad. Remover las semillas y rama. Cortar en anillos pequeños y dejar a un lado.

Pelar el nudo de jengibre y trozarlo. Dejar a un lado.

Combinar la alcachofa, espinaca, frijoles verdes, pimiento y jengibre en una licuadora, y pulsar. Transferir a un vaso y refrigerar por 10 minutos antes de servir.

Información nutricional por porción: Kcal: 95, Proteínas: 11.9g, Carbohidratos: 29.4g, Grasas: 1.3g

43. Jugo de Naranja y Pera

Ingredientes:

1 naranja mediana, sin piel

1 pera mediana, en trozos

1 ciruela entera, sin carozo

1 limón entero, sin piel

1 onza de agua

Preparación:

Pelar la naranja y dividirla en gajos. Cortar cada gajo por la mitad y dejar a un lado.

Lavar la pera y cortarla por la mitad. Remover el centro y trozar. Dejar a un lado.

Lavar la ciruela y cortarla por la mitad. Remover un carozo y trozar.

Pelar el limón y cortar en cuartos. Dejar a un lado.

Combinar la naranja, pera, ciruela y limón en una licuadora, y pulsar. Transferir a un vaso y añadir el agua.

Puede agregar menta picada para más sabor. Añadir hielo picado y servir inmediatamente.

Información nutricional por porción: Kcal: 166, Proteínas: 2.9g, Carbohidratos: 55.4g, Grasas: 0.8g

44. Jugo de Zanahoria y Pomelo

Ingredientes:

2 zanahorias medianas, en rodajas

1 pomelo entero, en gajos

1 taza de Lechuga romana, rallada

1 taza de menta fresca, en trozos

1 lima entera, sin piel

Preparación:

Lavar y pelar las zanahorias. Cortar en rodajas finas y dejar a un lado.

Pelar el pomelo y dividirlo en gajos. Cortar cada gajo por la mitad y dejar a un lado.

Lavar la lechuga bajo agua fría. Rallar y rellenar un vaso medidor. Reservar el resto.

Lavar la menta y ponerla en un tazón mediano. Añadir 1 taza de agua caliente y dejarla reposar por 10 minutos. Colar levemente y dejar a un lado.

Pelar la lima y cortarla por la mitad. Dejar a un lado.

Combinar las zanahorias, pomelo, lechuga, menta y lima en una licuadora, y pulsar. Transferir a un vaso y añadir hielo picado antes de servir.

Información nutricional por porción: Kcal: 147, Proteínas: 4.7g, Carbohidratos: 46.8g, Grasas: 1.1g

45. Jugo de Acelga

Ingredientes:

2 tazas de Acelga, en trozos

1 taza de col rizada fresca, en trozos

1 taza de verdes de ensalada, en trozos

1 limón entero, sin piel

1 taza de pepino, en rodajas

¼ cucharadita de jengibre, molido

Preparación:

Combinar la acelga, col rizada y verdes de ensalada en un colador grande. Lavar bajo agua fría. Colar y trozar. Dejar a un lado.

Pelar el limón y cortarlo por la mitad. Dejar a un lado.

Lavar el pepino y cortarlo en rodajas finas. Rellenar un vaso medidor y reservar el resto en la nevera. Dejar a un lado.

Combinar la acelga, col rizada, verdes de ensalada, limón y pepino en una licuadora. Pulsar.

Transferir a un vaso y añadir el jengibre.

Servir frío.

Información nutricional por porción: Kcal: 57, Proteínas: 6.3g, Carbohidratos: 17.8g, Grasas: 1.2g

46. Jugo de Brócoli y Brotes de Bruselas

Ingredientes:

1 taza de brócoli, en trozos

1 taza de Brotes de Bruselas, por la mitad

1 taza de pepino, en rodajas

1 lima entera, sin piel

¼ cucharadita de jengibre, molido

Preparación:

Lavar el brócoli y recortar las capas externas. Trozar y rellenar un vaso medidor. Dejar a un lado.

Lavar los brotes de Bruselas y recortar las hojas externas. Cortar cada brote por la mitad y rellenar un vaso medidor. Reservar el resto. Dejar a un lado.

Pelar la lima y cortarla por la mitad.

Combinar el brócoli, brotes de Bruselas, pepino y lima en una licuadora, y pulsar. Transferir a un vaso y añadir el jengibre.

Agregar cubos de hielo y servir inmediatamente.

Información nutricional por porción: Kcal: 63, Proteínas: 6.1g, Carbohidratos: 19.5g, Grasas: 1.2g

47.   Jugo de Arándanos y Palta

Ingredientes:

2 tazas de moras

1 taza de palta, en cubos

1 manzana mediana, sin centro

¼ cucharadita de jengibre, molido

Preparación:

Poner las moras en un colador y lavar bajo agua fría. Colar y dejar a un lado.

Pelar la palta y cortarla por la mitad. Remover el carozo y cortar en cubos. Rellenar un vaso medidor y reservar el resto en la nevera.

Lavar la manzana y cortarla por la mitad. Remover el centro y trozar. Dejar a un lado.

Combinar las moras, palta y manzana en una licuadora, y pulsar. Transferir a un vaso y añadir el jengibre.

Agregar hielo y servir inmediatamente.

Información nutricional por porción: Kcal: 342, Proteínas: 7.7g, Carbohidratos: 63.2g, Grasas: 23.7g

48. Jugo de Frambuesa y Pera

Ingredientes:

1 taza de frambuesas

1 pera grande, en trozos

1 limón entero, sin piel

1 manzana verde pequeña, sin centro

Preparación:

Lavar las frambuesas usando un colador. Colar y dejar a un lado.

Lavar la pera y cortarla por la mitad. Remover el centro y trozar. Dejar a un lado.

Pelar el limón y cortarlo por la mitad. Dejar a un lado.

Lavar la manzana y cortarla por la mitad. Remover el centro y trozar. Dejar a un lado.

Combinar las frambuesas, pera, limón y manzana en una licuadora, y pulsar. Transferir a un vaso y añadir hielo antes de servir.

Información nutricional por porción: Kcal: 214, Proteínas: 3.6g, Carbohidratos: 74.7g, Grasas: 1.6g

49.   Jugo de Coco y Zapallo

Ingredientes:

1 taza de zapallo calabaza, en rodajas

1 pera mediana, en trozos

1 taza de pepino, en rodajas

1 lima entera, sin piel

1 onza de agua de coco

Preparación:

Pelar el zapallo calabaza y remover las semillas con una cuchara. Cortar en cubos pequeños y rellenar un vaso medidor. Reservar el resto para otra receta.

Lavar la pera y cortarla por la mitad. Remover el centro y trozar. Dejar a un lado.

Lavar el pepino y cortarlo en rodajas finas. Rellenar el vaso medidor y reservar el resto en la nevera. Dejar a un lado.

Pelar la lima y cortarla por la mitad. Dejar a un lado.

Combinar el zapallo, pera, pepino y lima en una licuadora. Pulsar, transferir a un vaso y añadir el agua de coco.

Agregar hielo y servir inmediatamente.

Información nutricional por porción: Kcal: 120, Proteínas: 2.4g, Carbohidratos: 37.6g, Grasas: 0.7g

50.   Jugo de Kiwi y Papaya

Ingredientes:

4 kiwis enteros, sin piel

2 papaya pequeña, en trozos

1 cucharada de albahaca fresca, picada

1 banana grande, sin piel

1 taza de pepino, en rodajas

Preparación:

Pelar los kiwis y cortarlos por la mitad. Dejar a un lado.

Pelar la papaya y cortarla por la mitad. Remover las semillas y cortar en cubos pequeños. Dejar a un lado.

Pelar la banana y trozarla. Dejar a un lado.

Lavar el pepino y cortarlo en rodajas finas. Rellenar un vaso medidor y reservar el resto. Dejar a un lado.

Combinar los kiwis, papaya, albahaca, banana y pepino en una licuadora, y pulsar. Transferir a un vaso y añadir hielo antes de servir.

Información nutricional por porción: Kcal: 365, Proteínas: 6.5g, Carbohidratos: 107g, Grasas: 2.8g

51. Jugo de Pimiento y Brócoli

Ingredientes:

1 pimiento rojo grande, en trozos

1 taza de brócoli, en trozos

1 taza de pepino, en rodajas

1 tallo de apio grande, en trozos

¼ cucharadita de jengibre, molido

Preparación:

Lavar el pimiento y cortarlo por la mitad. Remover las semillas y rama. Cortar en rodajas finas y dejar a un lado.

Lavar el brócoli y recortar las capas externas. Trozar y dejar a un lado.

Lavar el pepino y cortarlo en rodajas finas. Rellenar un vaso medidor y reservar el resto en la nevera.

Lavar el tallo de apio y cortarlo en piezas pequeñas. Dejar a un lado.

Combinar el pimiento, brócoli, pepino y apio en una licuadora, y pulsar. Transferir a un vaso y añadir el jengibre.

Refrigerar por 10 minutos antes de servir.

Información nutricional por porción: Kcal: 71, Proteínas: 4.9g, Carbohidratos: 19.7g, Grasas: 1g

52. Jugo de Cantalupo y Naranja

Ingredientes:

1 taza de cantalupo, en cubos

1 naranja pequeña, sin piel

1 taza de menta fresca, en trozos

1 limón entero, sin piel

¼ cucharadita de jengibre, molido

Preparación:

Cortar el cantalupo por la mitad. Remover las semillas y cortar un gajo mediano. Pelarlo y cortar en cubos pequeños. Reservar el resto en la nevera.

Pelar la naranja y dividirla en gajos. Cortar cada gajo por la mitad y dejar a un lado.

Lavar la menta bajo agua fría. Colar y romper con las manos. Dejar a un lado.

Pelar el limón y cortarlo por la mitad. Dejar a un lado.

Combinar el cantalupo, naranja, menta y limón en una licuadora, y pulsar. Transferir a un vaso y añadir el jengibre.

Agregar hielo antes de servir.

Información nutricional por porción: Kcal: 104, Proteínas: 3.8g, Carbohidratos: 33.2g, Grasas: 0.8g

53. Jugo de Tomate y Verdes

Ingredientes:

7 tomates cherry, por la mitad

2 tazas de Acelga, en trozos

2 tazas de verdes de ensalada, en trozos

1 taza de pepino, en rodajas

1 puerro entero, en trozos

Preparación:

Lavar los tomates y remover las hojas. Cortar por la mitad y dejar a un lado.

Combinar la acelga y verdes de ensalada en un colador grande. Lavar bajo agua fría. Colar y romper con las manos. Dejar a un lado.

Lavar el pepino y cortar en rodajas finas. Rellenar un vaso medidor y reservar el resto.

Lavar el puerro y cortar en trozos pequeños. Dejar a un lado.

Combinar los tomates, acelga, verdes de ensalada, pepino y puerro en una licuadora, y pulsar. Transferir a un vaso y refrigerar por 10 minutos antes de servir.

Información nutricional por porción: Kcal: 91, Proteínas: 6.2g, Carbohidratos: 25.7g, Grasas: 1.1g

54.   Jugo de Mango y Cítricos

Ingredientes:

1 taza de mango, en trozos

1 limón entero, sin piel

1 lima entera, sin piel

1 manzana verde pequeña, sin centro

1 cucharada de agua de coco

¼ cucharadita de canela, molida

Preparación:

Pelar el mango y cortar en trozos pequeños. Rellenar un vaso medidor y reservar el resto.

Pelar el limón y la lima. Cortarlos por la mitad y dejar a un lado.

Lavar la manzana y cortarla por la mitad. Remover el centro y trozar. Dejar a un lado.

Combinar el mango, limón, lima y manzana en una licuadora, y pulsar. Transferir a un vaso y añadir el agua de coco y canela.

Agregar hielo picado y servir inmediatamente.

Información nutricional por porción: Kcal: 178, Proteínas: 2.8g, Carbohidratos: 53.4g, Grasas: 1.1g

55.   Jugo de Remolacha y Col Rizada

Ingredientes:

1 remolacha entera, en rodajas

1 taza de col rizada fresca, en trozos

1 manzana verde pequeña, sin centro

1 naranja pequeña, sin piel

¼ cucharadita de jengibre, molido

Preparación:

Lavar y recortar la remolacha. Pelarla y cortar en rodajas finas. Dejar a un lado.

Poner la col rizada en un colador y lavar. Colar y romper con las manos. Dejar a un lado.

Lavar la manzana y cortarla por la mitad. Remover el centro y cortar en trozos pequeños. Dejar a un lado.

Pelar la naranja y dividir en gajos. Cortar cada gajo por la mitad y dejar a un lado.

Combinar la remolacha, col rizada, manzana y naranja en una licuadora, y pulsar. Transferir a un vaso y añadir el jengibre.

Agregar hielo picado y servir inmediatamente.

Información nutricional por porción: Kcal: 153, Proteínas: 5.7g, Carbohidratos: 44.6g, Grasas: 1.1g

56.   Jugo de Arándanos y Kiwi

Ingredientes:

1 taza de arándanos

2 kiwis enteros, sin piel

1 limón entero, sin piel

1 taza de cantalupo, en cubos

1 cucharada de agua de coco

Preparación:

Poner los arándanos en un colador. Lavar y colar. Dejar a un lado.

Pelar los kiwis y limón. Cortar por la mitad y dejar a un lado.

Cortar el cantalupo por la mitad. Remover las semillas y cortar un gajo grande. Pelarlo y trozar. Rellenar un vaso medidor y reservar el resto en la nevera.

Combinar los arándanos, kiwi, limón y cantalupo en una licuadora, y pulsar. Transferir a un vaso y añadir el agua de coco.

Refrigerar 10 minutos antes de servir.

Información nutricional por porción: Kcal: 196, Proteínas: 4.6g, Carbohidratos: 59.8g, Grasas: 1.6g

57.   Jugo de Coliflor y Espinaca

Ingredientes:

5 floretes de coliflor, en trozos

1 taza de espinaca fresca, en trozos

1 taza de semillas de granada

1 onza de agua

¼ cucharadita de jengibre, molido

Preparación:

Lavar los floretes de coliflor y trozarlos en piezas pequeñas. Rellenar un vaso medidor y reservar el resto.

Cortar la parte superior de la granada. Bajar hacia cada membrana blanca y retirar las semillas. Rellenar un vaso medidor y dejar a un lado.

Combinar la coliflor, espinaca y granada en una licuadora, y pulsar. Transferir a un vaso y añadir el agua y jengibre.

Agregar hielo y servir inmediatamente.

Información nutricional por porción: Kcal: 162, Proteínas: 3.1g, Carbohidratos: 47,6g, Grasas: 1.6g

OTROS TITULOS DE ESTE AUTOR

70 Recetas De Comidas Efectivas Para Prevenir Y Resolver Sus Problemas De Sobrepeso: Queme Calorías Rápido Usando Dietas Apropiadas y Nutrición Inteligente

Por

Joe Correa CSN

48 Recetas De Comidas Para Eliminar El Acné: ¡El Camino Rápido y Natural Para Reparar Sus Problemas de Acné En 10 Días O Menos!

Por

Joe Correa CSN

41 Recetas De Comidas Para Prevenir el Alzheimer: ¡Reduzca El Riesgo de Contraer La Enfermedad de Alzheimer De Forma Natural!

Por

Joe Correa CSN

70 Recetas De Comidas Efectivas Para El Cáncer De Mama: Prevenga Y Combata El Cáncer De Mama Con una Nutrición Inteligente y Alimentos Poderosos

Por

Joe Correa CSN

www.ingramcontent.com/pod-product-compliance
Lightning Source LLC
Chambersburg PA
CBHW030248030426
42336CB00009B/297